Mehr über Mies van Hout und weitere Produkte,
welche im aracari verlag erschienen sind, finden Sie unter:

www.aracari.ch

Original title: «Verrassing»
Text and illustrations by Mies van Hout; © 2013 Lemniscaat b. v., Rotterdam

1. Auflage 2018

Überraschung! – Miniausgabe
Text und Illustrationen: Mies van Hout, www.miesvanhout.nl; ISBN: 978-3-905945-97-3
Lektorat: Maria Werner; Herstellung: STUDIO-Basel.ch; Druck: Wilco, Amersfoort

MIES VAN HOUT

Überraschung!

aracari verlag

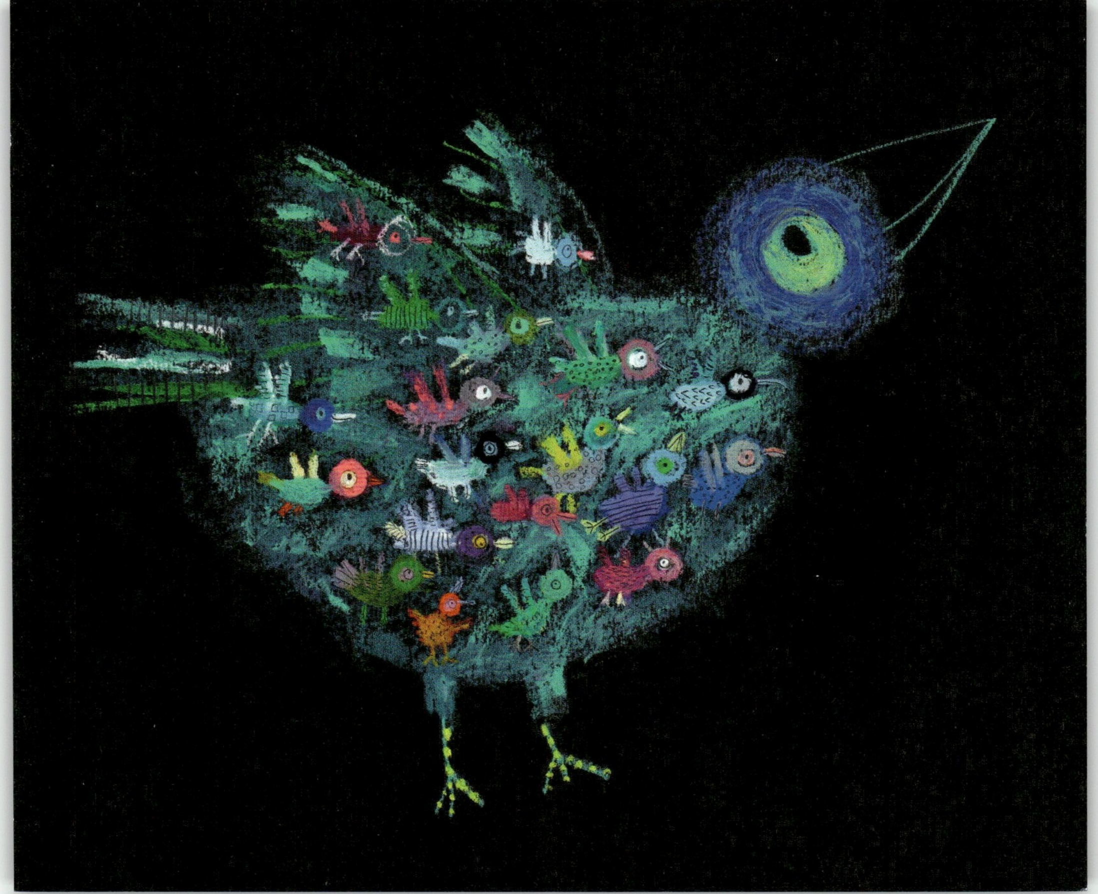

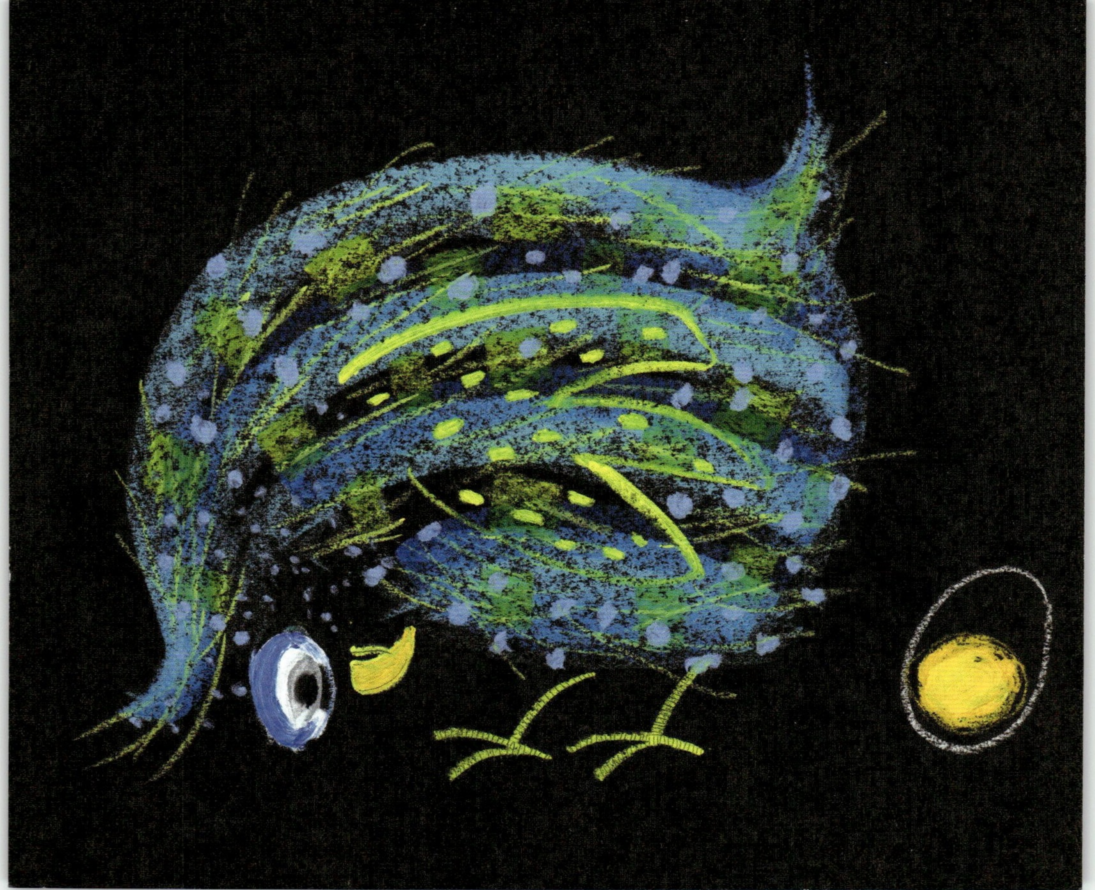

hoffen

erwarten

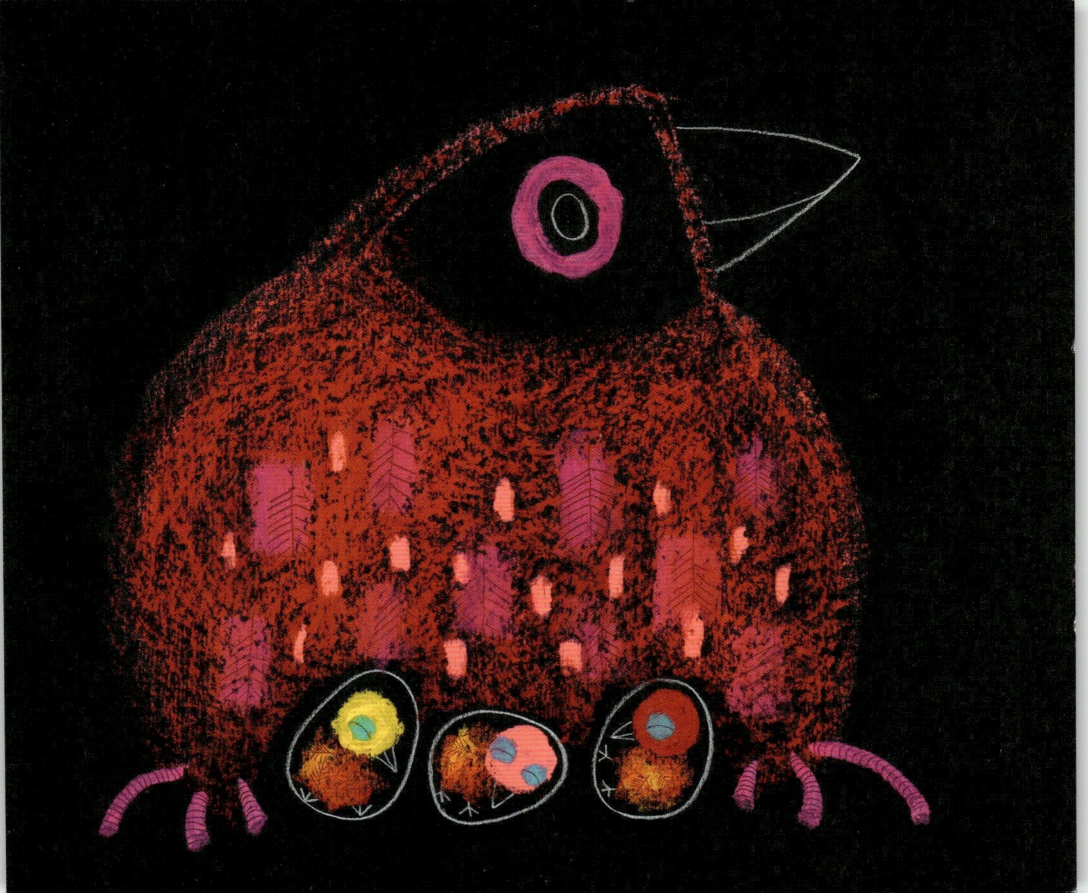

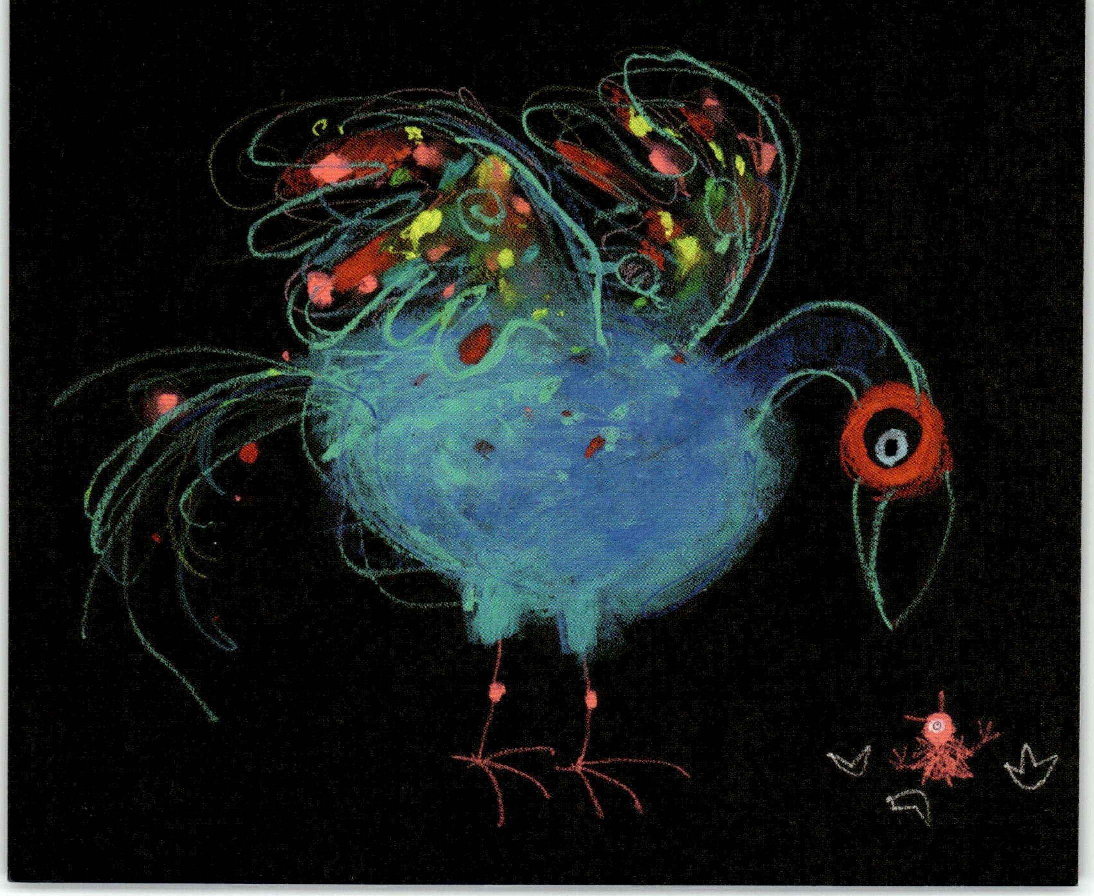

staunen

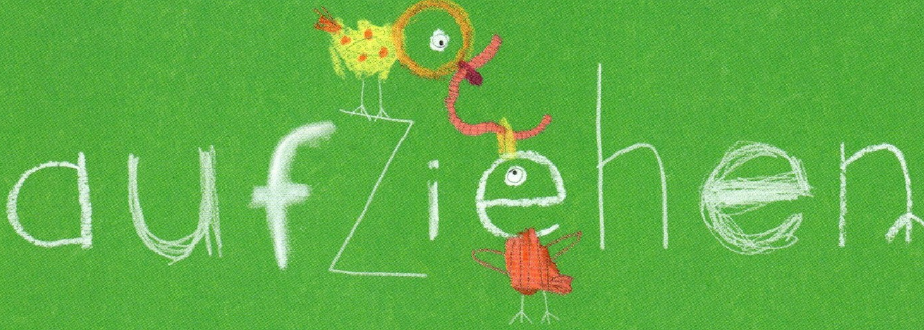
aufZiehen

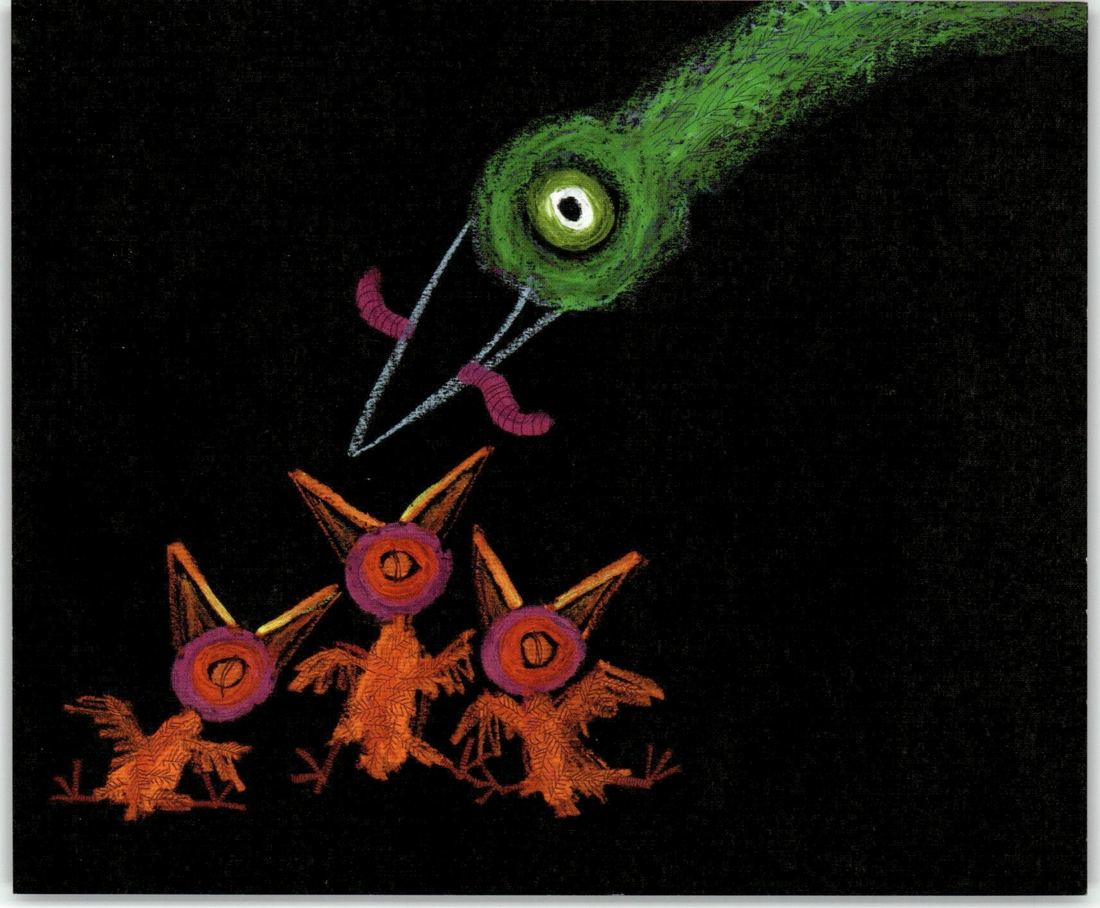

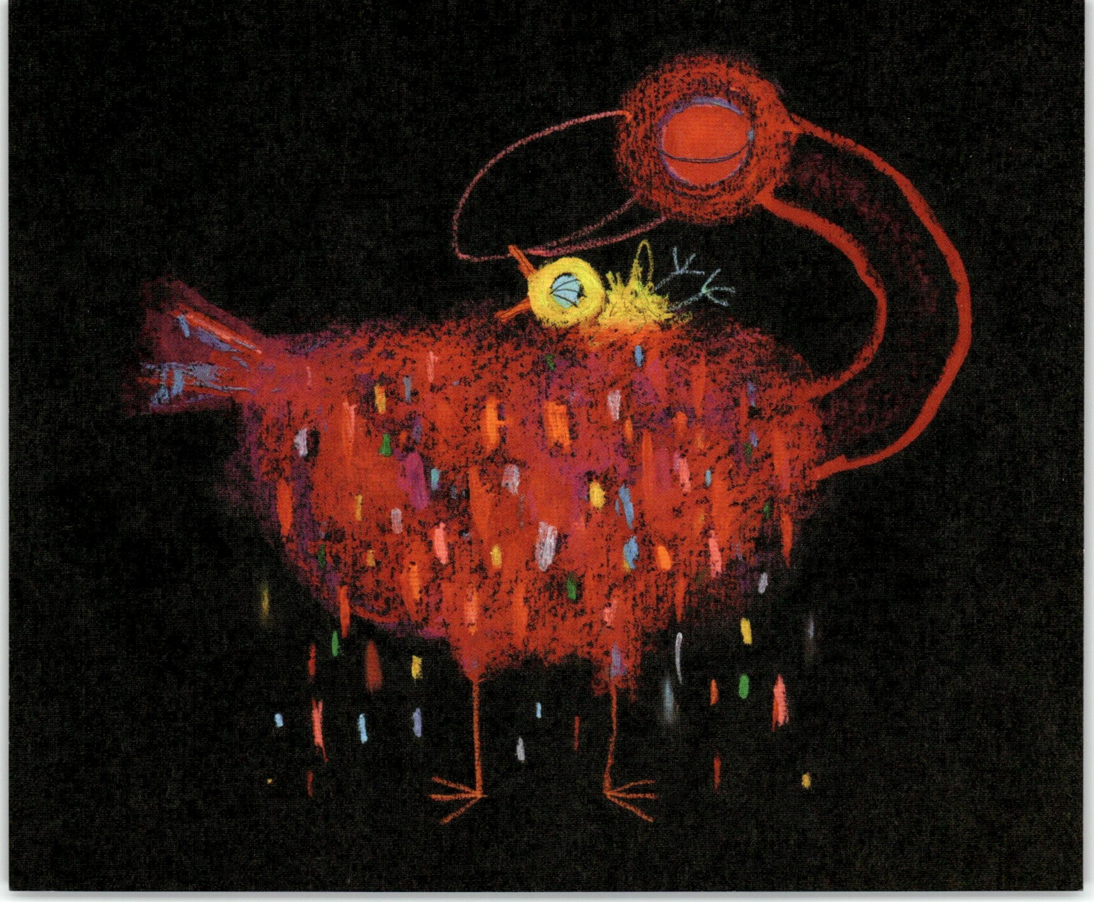

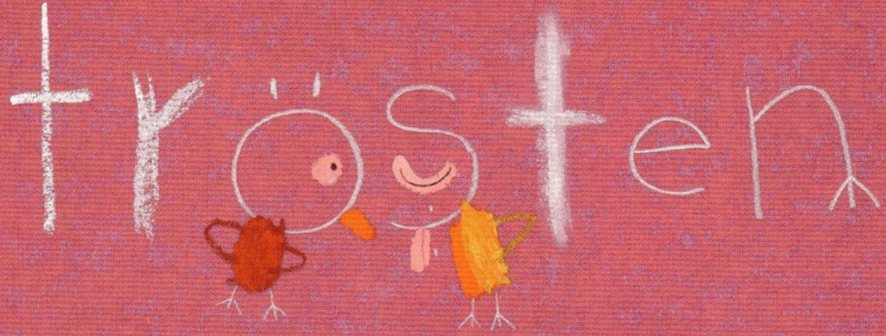
trösten

behüten

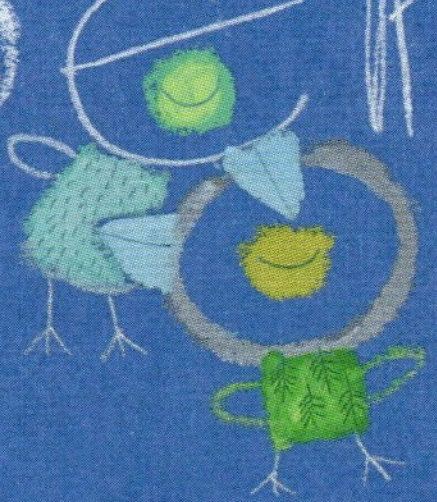

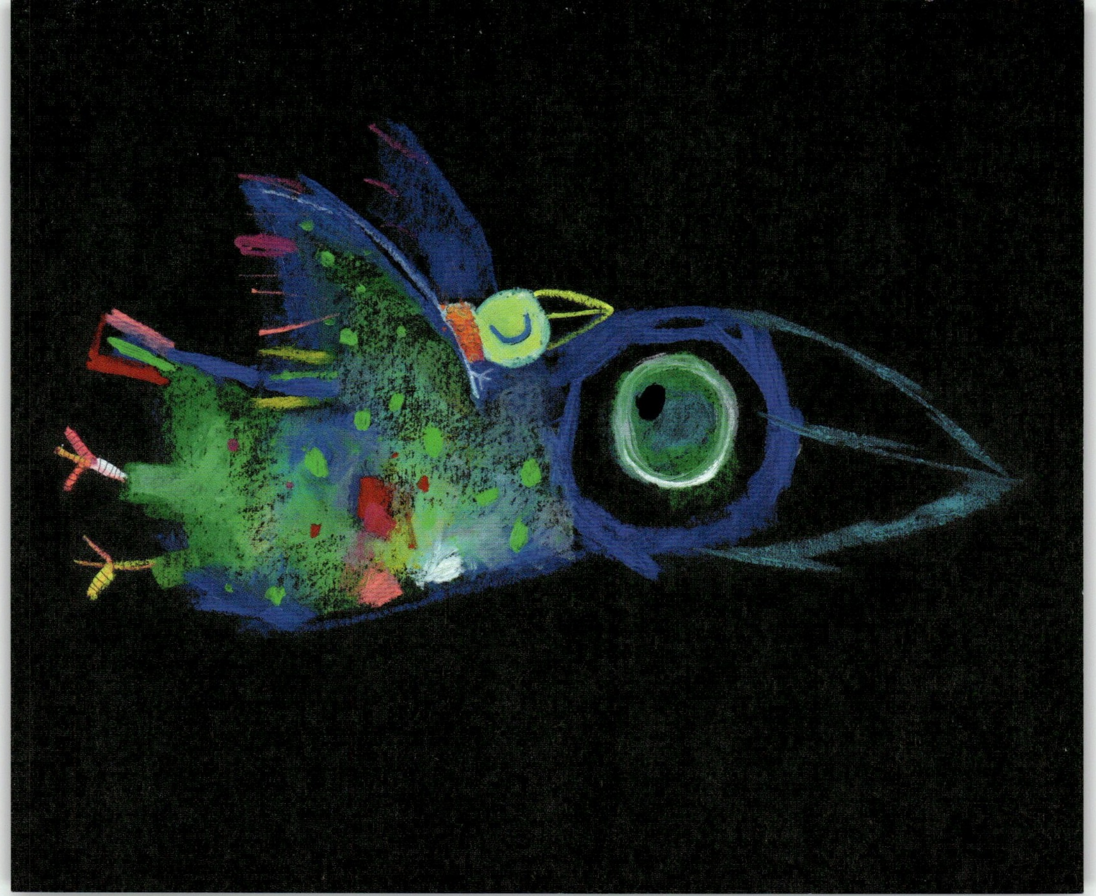

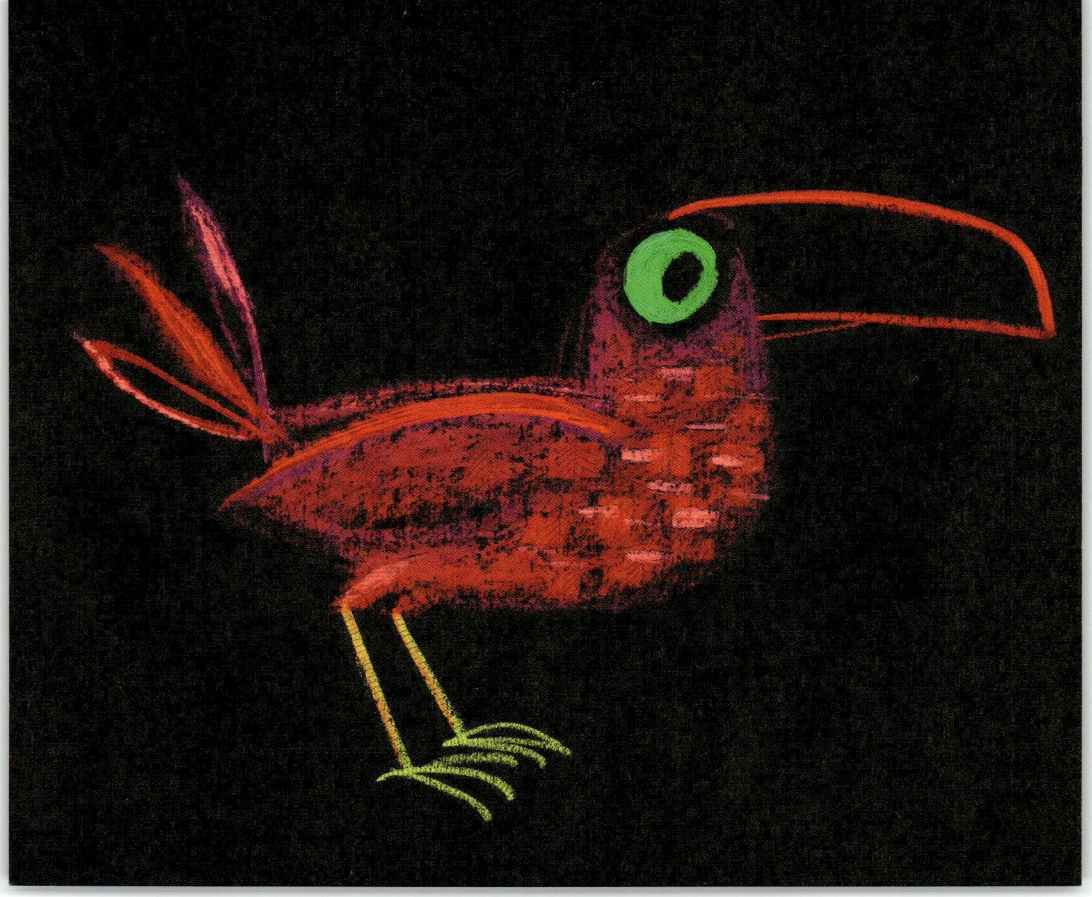

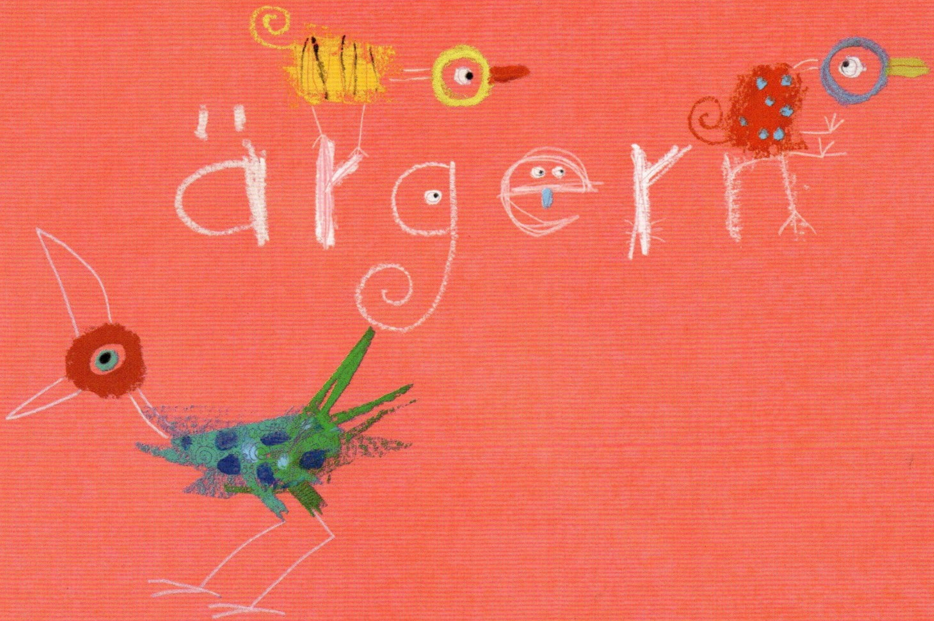
ärgern

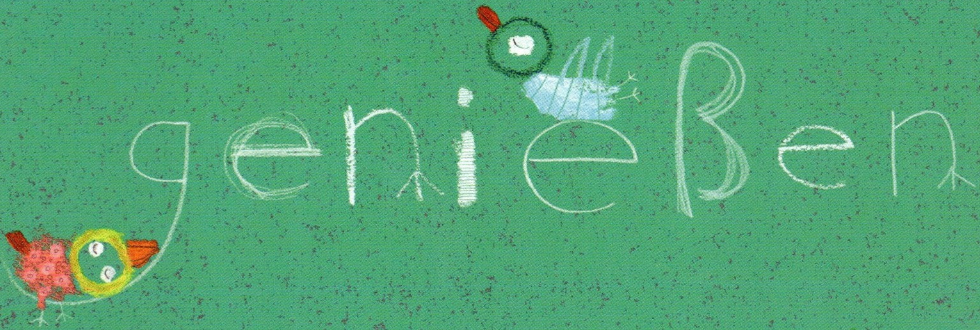
genießen

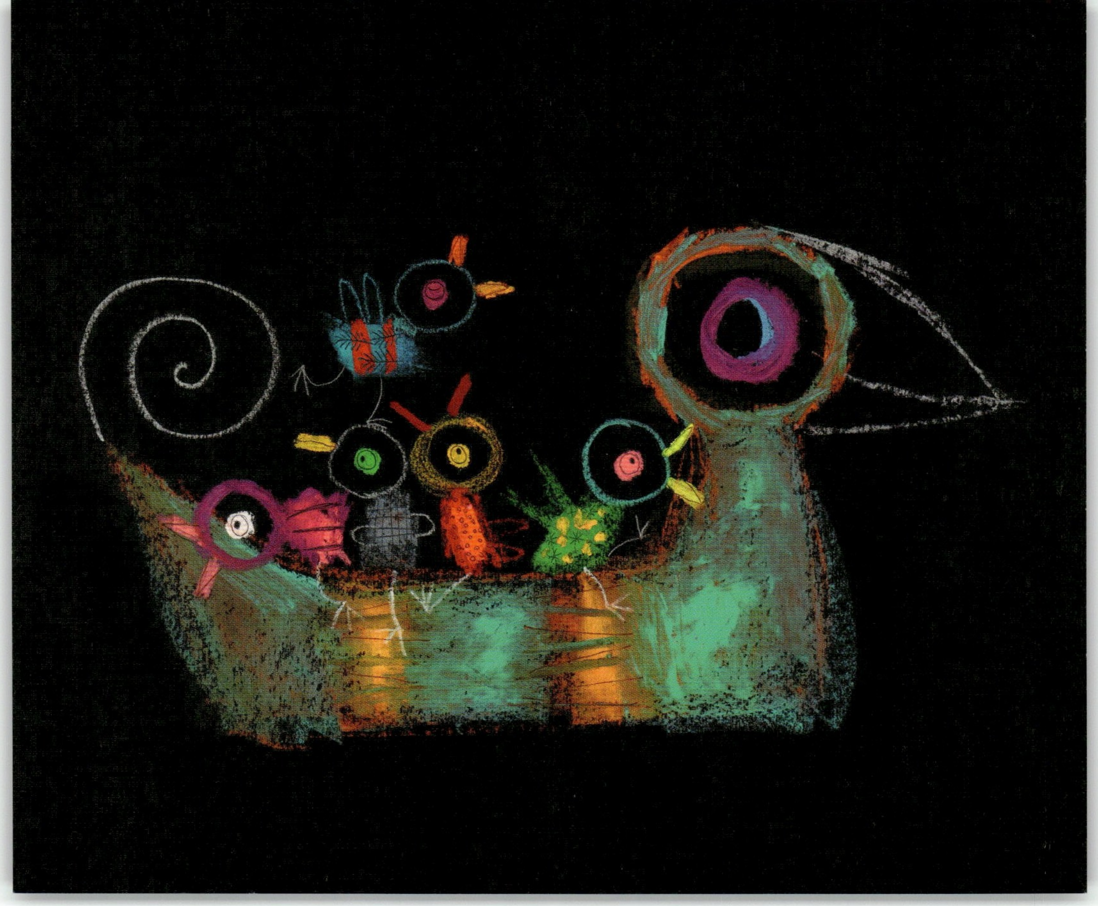

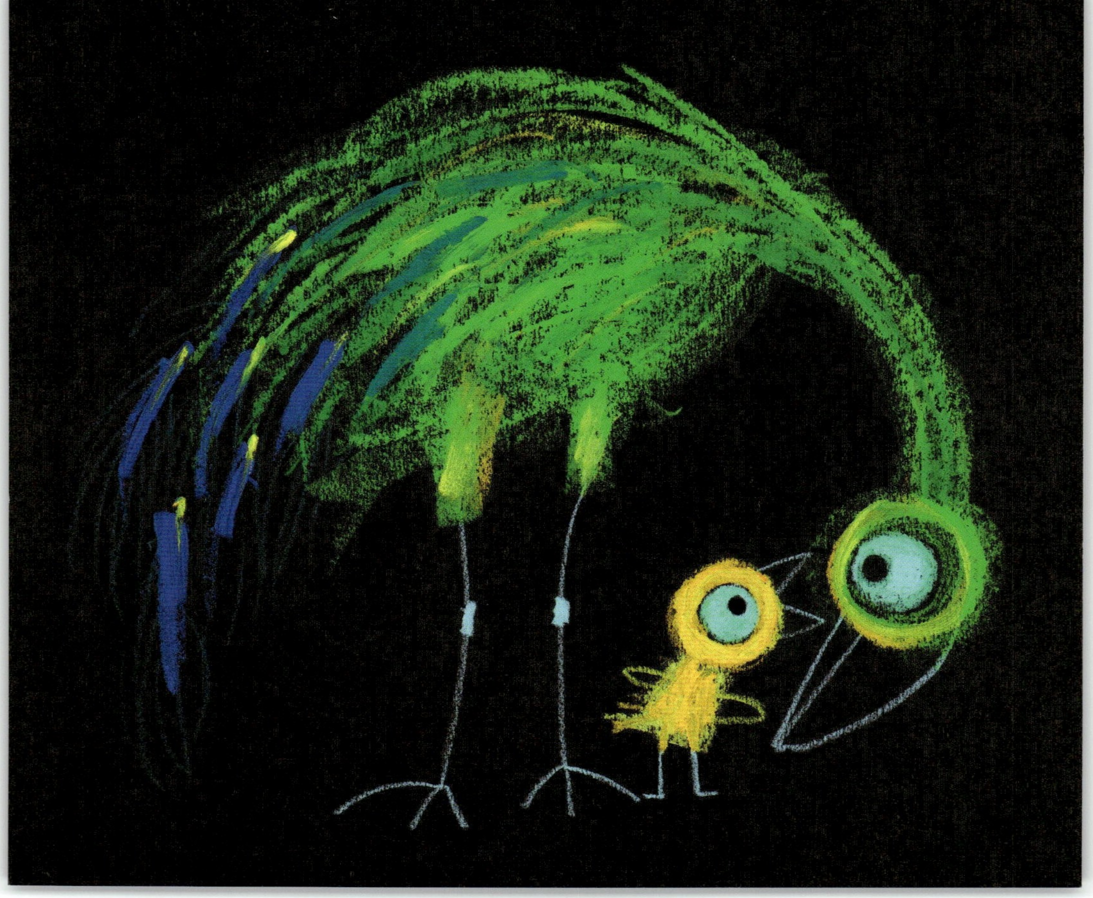

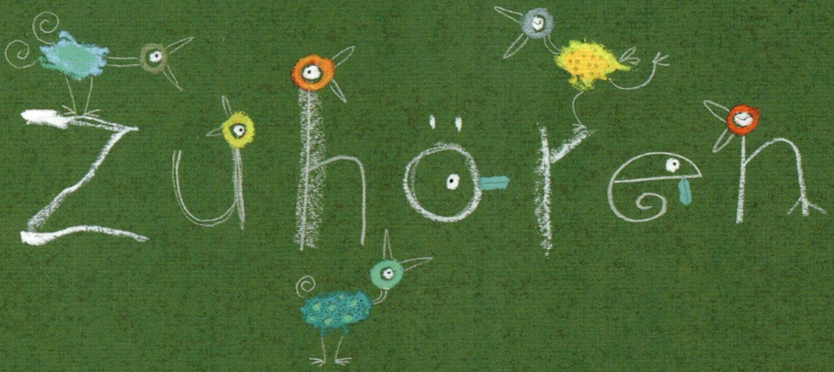
Zuhören

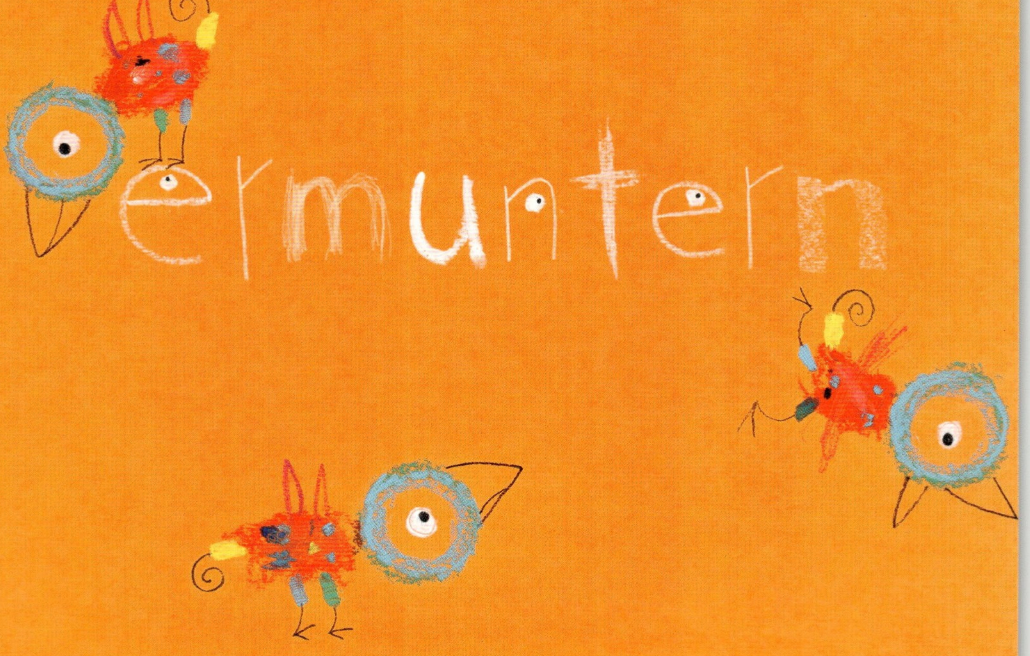
ermuntern

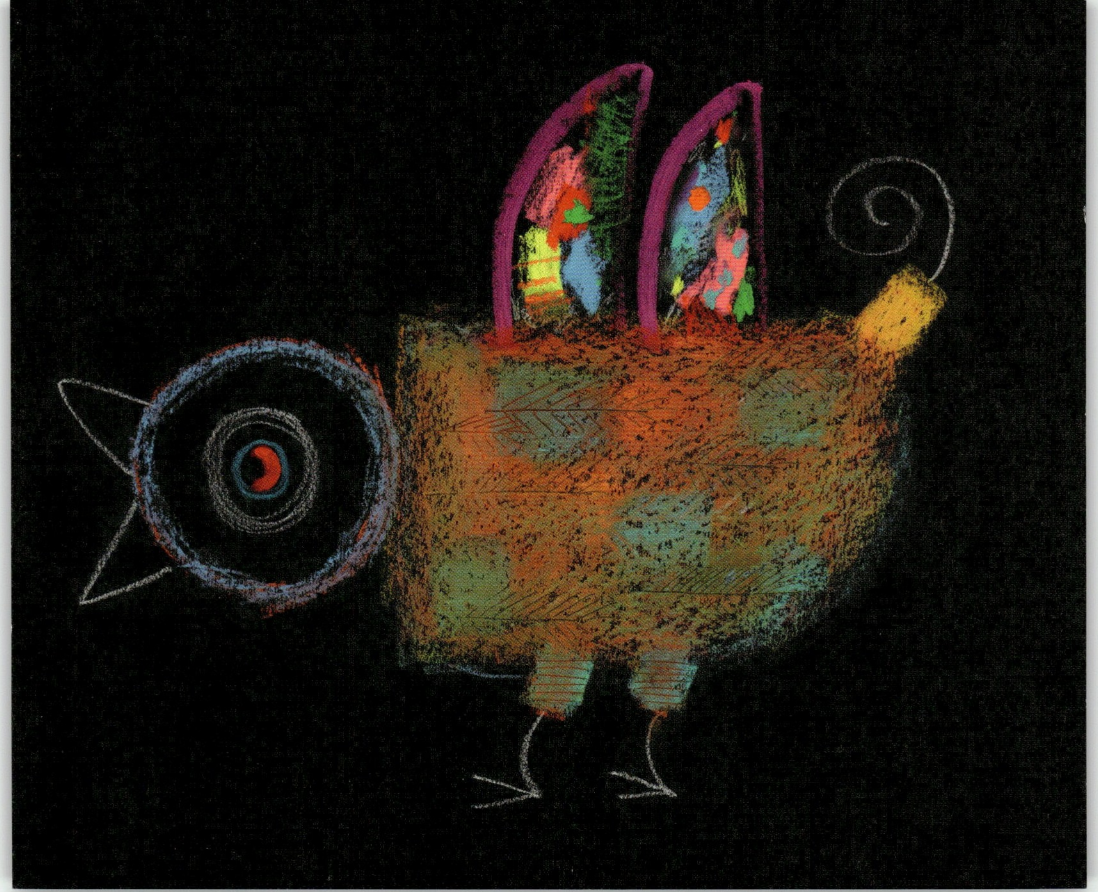

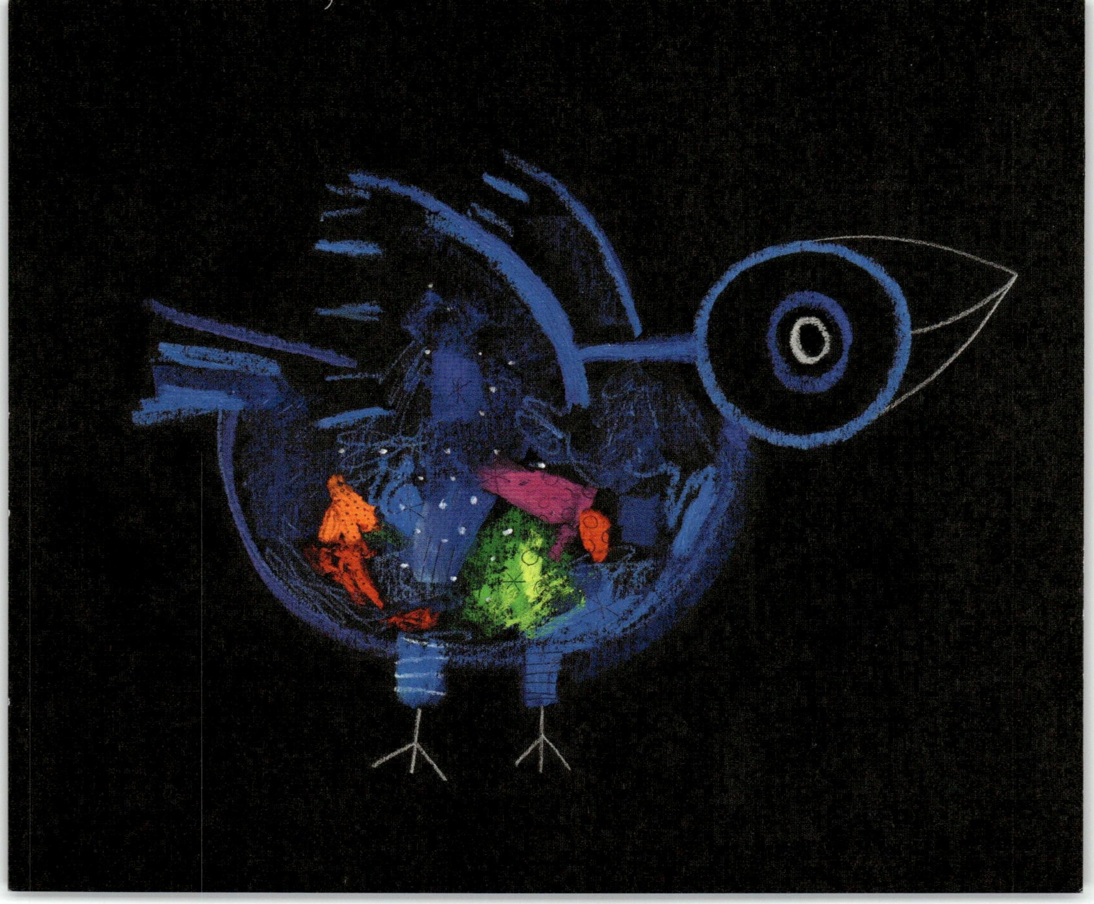

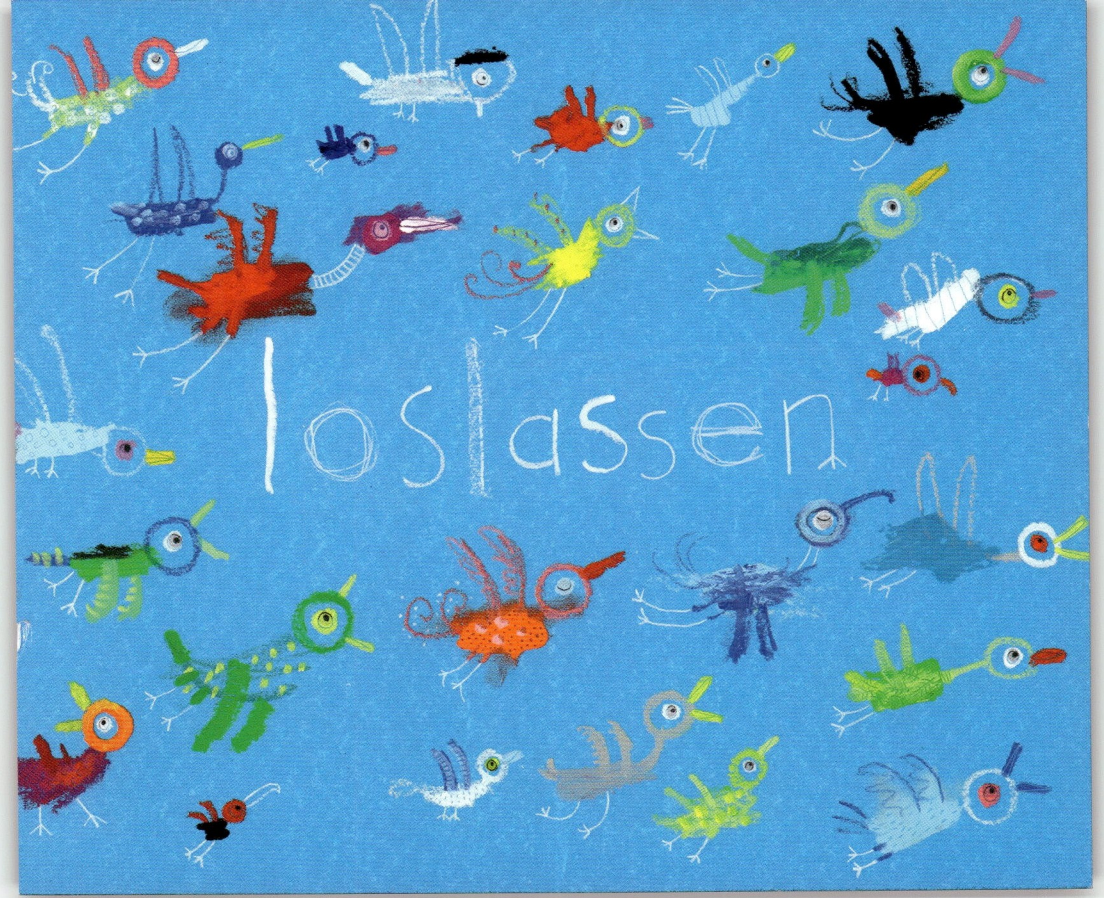
loslassen

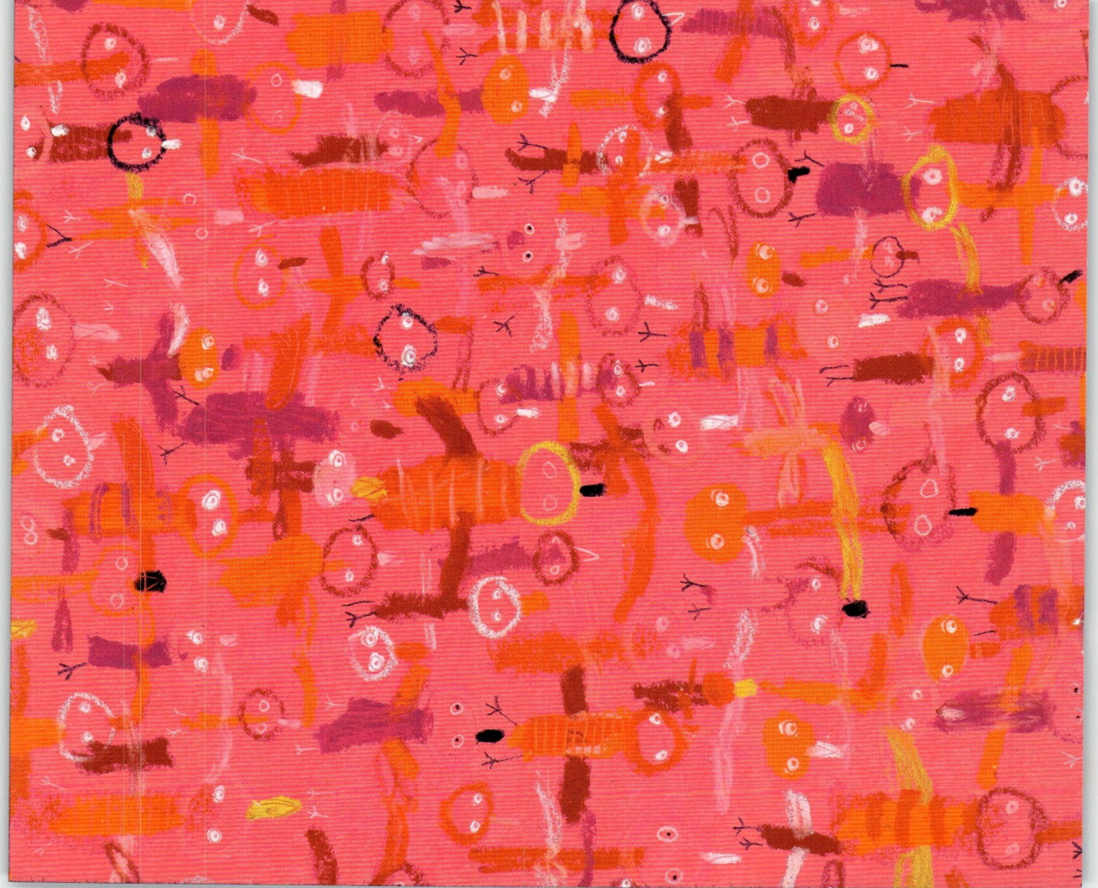